BEI GRIN MACHT SICH IHR WISSEN BEZAHLT

- Wir veröffentlichen Ihre Hausarbeit, Bachelor- und Masterarbeit

- Ihr eigenes eBook und Buch - weltweit in allen wichtigen Shops

- Verdienen Sie an jedem Verkauf

Jetzt bei www.GRIN.com hochladen und kostenlos publizieren

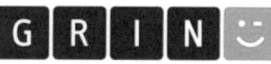

Bibliografische Information der Deutschen Nationalbibliothek:

Die Deutsche Bibliothek verzeichnet diese Publikation in der Deutschen Nationalbibliografie; detaillierte bibliografische Daten sind im Internet über http://dnb.d-nb.de/ abrufbar.

Dieses Werk sowie alle darin enthaltenen einzelnen Beiträge und Abbildungen sind urheberrechtlich geschützt. Jede Verwertung, die nicht ausdrücklich vom Urheberrechtsschutz zugelassen ist, bedarf der vorherigen Zustimmung des Verlages. Das gilt insbesondere für Vervielfältigungen, Bearbeitungen, Übersetzungen, Mikroverfilmungen, Auswertungen durch Datenbanken und für die Einspeicherung und Verarbeitung in elektronische Systeme. Alle Rechte, auch die des auszugsweisen Nachdrucks, der fotomechanischen Wiedergabe (einschließlich Mikrokopie) sowie der Auswertung durch Datenbanken oder ähnliche Einrichtungen, vorbehalten.

Impressum:

Copyright © 2016 GRIN Verlag
Druck und Bindung: Books on Demand GmbH, Norderstedt Germany
ISBN: 9783668980525

Dieses Buch bei GRIN:

https://www.grin.com/document/491311

Sabrina Frank

Aus der Reihe: e-fellows.net stipendiaten-wissen
e-fellows.net (Hrsg.)
Band 3179

Die Debatte um den Schwangerschaftsabbruch in der Weimarer Republik (1919-1933)

GRIN Verlag

GRIN - Your knowledge has value

Der GRIN Verlag publiziert seit 1998 wissenschaftliche Arbeiten von Studenten, Hochschullehrern und anderen Akademikern als eBook und gedrucktes Buch. Die Verlagswebsite www.grin.com ist die ideale Plattform zur Veröffentlichung von Hausarbeiten, Abschlussarbeiten, wissenschaftlichen Aufsätzen, Dissertationen und Fachbüchern.

Besuchen Sie uns im Internet:

http://www.grin.com/

http://www.facebook.com/grincom

http://www.twitter.com/grin_com

Julius-Maximilians-Universität Würzburg

Institut für Geschichte der Medizin

Wintersemester 2015/2016

Die Debatte um den Schwangerschaftsabbruch in der Weimarer Republik (1919-1933)

Eine Analyse der Argumente involvierter Parteien, sowie der Veränderung des Paragraphen 218 Strafgesetzbuch im Licht der Auseinandersetzung.

Seminar: Historische Grundlagen ärztlichen Denkens und Handelns

Würzburg, den 26. Februar 2016

Sabrina Frank

Studierende der Biomedizin im 3. Semester

Die Geschichte des Reproduktionsrechts des weiblichen Geschlechts ist in summa geprägt durch die Unterdrückung der Frau seitens des Mannes, was an vielen Orten der Welt auch heute noch Alltag ist. Diese Unfreiheit manifestierte sich in jedem denkbaren Ausmaß und den verschiedensten Formen, unter anderem dem Paragraphen 218 Strafgesetzbuch, eingeführt im Jahre 1872. Das Abtreibungsverbot in Deutschland hat sich bis dato in veränderter Form gehalten und schränkt weiterhin die Entscheidungsfreiheit von Schwangeren ein. Einige, wie etwa Petra Bläss, Vizepräsidentin des Deutschen Bundestages, setzten sich in unserer Gegenwart dafür ein, diesen Paragraphen abzuschaffen und damit die Selbstbestimmung der Frau auf einer von vielen Ebenen einzuführen.[1] So gibt es, seit Repression existiert, auch Betroffene, die sich diesen Umständen nicht unterordnen; sei es nun passiver oder aktiver Widerstand, in Form von Gesetzesbruch oder Organisation von politischen Gruppierungen. Zu der Zeit der Weimarer Republik war es der Abort, der dem Verstoß gegen die Gesetzeslage ein Gesicht gab. Dieser begleitete die, schon damals heftig diskutierte und heute immer noch aktuelle, Fragestellung, ob das oben genannte, gesetzliche Abortverbot abgeschafft werden sollte.

Ich erörtere im Folgenden, wie sich der massiv umstrittene Paragraph 218 im Angesicht der hitzigen Debatte während der Zeit der Weimarer Republik entwickelte und welche Argumentationsstrukturen die involvierten Parteien verwendeten.

Um die Fragestellung zu bearbeiten, werde ich mich hauptsächlich auf „Abortion in Weimar Germany – the debate amongst the medical profession."[2] von Cornelie Usborne und „Die Strafbarkeit der Abtreibung in der Kaiserzeit und in der Weimarer Zeit." von Sabine Putzke beziehen. Erstere setzt sich in fast allen ihren 20 Publikationen intensiv mit der Zeit der Weimarer Republik und den Reproduktionsrechten von Frauen auseinander und schafft mit dem genannten Titel eine umfassende wie übersichtliche Grundlage für diese Thematik.[3] Zweitere stellt mit ihrem Werk ein sehr ausführlichen Beitrag zu dem Thema dar und ermöglicht damit ein tieferes Verständnis des oftmals komplizierten Sachverhalts. Beide Autorinnen legen ihren Schwerpunkt auf die Argumente des damals sehr einflussreichen Standes der Ärzte, vernachlässigen dabei aber nicht das Wirken andere beteiligter Gruppierungen.

---

[1] Ockel, Edith, 2000, S.5
[2] https://scholar.google.de/citations?view_op=view_citation&hl=de&user=sEtq0A0AAAAJ&cstart=40&sortby=pub-date&citation_for_view=sEtq0A0AAAAJ:IjCSPb-OGe4C
[3] https://scholar.google.de/citations?hl=de&user=sEtq0A0AAAAJ&view_op=list_works&sortby=pubdate

Da das Wissen über die Rahmenbedingungen der Epoche, in der die Debatte angesiedelt ist, Gründe für die Verhaltensweisen der einzelnen Akteure liefert, folgt eine kurze Charakterisierung der Zustände vor und während der Weimarer Republik.

Die Weimarer Republik war der erste Versuch einer Demokratie in Deutschland und somit entsprechend unsicher und turbulent. Es war eine Zeit des Umbruchs. Das Kulturverständnis war so lebendig wie nie und es entwickelte sich ein neues Bild der Frau, die nun immer öfter Herd und Heim verließ, um sich in Berufsleben und Politik zu behaupten. Das Parlament bestand aus unzähligen Parteien, oftmals radikal in ihren Ansichten, die in großem Stil Propaganda betrieben.

Die seit 1900 drastisch sinkende Geburtenrate Deutschlands kam nach damaligen Ansichten,[4] auch noch während der ersten Jahre der Weimarer Republik, einer Katastrophe und dem Versagen des Staates gleich.[5] Für das ehemalige deutsche Kaiserreich bedeutete das einen schrumpfenden Volkskörper, trotz einer zu der Zeit höheren Anzahl an Frauen in gebärfähigem Alter, der mit einer Verminderung der industriell-wirtschaftlichen und militärischen Macht einherging.[6] Die Geburtenrate sollte um jeden Preis gesteigert werden,[7] weshalb noch lange nach 1900 strikt an dem Paragraphen 218 vom 1. Januar 1872 festgehalten wurde.

Dieser stellte die 'Geißel' aller Schwangeren dar, denn der Schwangerschaftsabbruch war zu damaliger Zeit das Hauptmittel der Geburtenkontrolle,[8] da die Werbung auf und der Verkauf von Verhütungsmitteln gesetzlich verboten war und polizeilich strikt unterbunden wurde.[9] Dies hatte ferner zur Folge, dass zwischen 1919 und 1933 circa 64.000 Aborte verzeichnet wurden.[10]
Das Abortverbot sah Folgendes für die Tat des Schwangerschaftsabbruchs vor: „(1) Eine Schwangere, welche ihre Frucht vorsätzlich abtreibt oder im Mutterleibe tödtet, wird mit Zuchthaus bis zu fünf Jahren bestraft. (2) Sind mildernde Umstände vorhanden, so tritt Gefängnißstrafe nicht unter sechs Monaten ein. (3) Dieselben Strafvorschriften finden auf denjenigen Anwendung, welcher mit Einwilligung der Schwangeren die Mittel zu der Abtreibung oder Tödtung bei ihr angewendet oder ihr beigebracht hat."[11] Nicht nur Schwangere selbst wurden bestraft; es sollte mit dem dritten Absatz des vorliegenden Paragraphen auch jegliche Hilfe durch Außenstehende unterbunden werden. Lag bei gegebener Gesetzeslage die Straftat einer Abtreibung mit medizinischer Indikation – das Leben der Schwangeren konnte nur durch Schwangerschaftsabbruch

---

[4] Usborne, Cornelie, Social body, racial body, woman's body, S.142
[5] Putzke, Sabine, 2003, S.212
[6] Usborne, Cornelie, Abortion in Weimar Germany, S.199
[7] Usborne, Cornelie, Social body, racial body, woman's body, S.140
[8] Usborne, Cornelie, Abortion in Weimar Germany, S.199; Putzke, Sabine, 2003, S.212
[9] Usborne, Cornelie, Abortion in Weimar Germany, S.200; Fuchs, Thomas, 2010, S.892, §184 von 1919; Putzke, Sabine, 2003, S.211, 220; Usborne, Cornelie, Social body, racial body, woman's body, S.145
[10] Putzke, Sabine, 2003, S.383
[11] Fuchs, Thomas, 2010, S.982

gerettet werden – vor, war es zwar laut Aussage des Reichsgerichts vom 3. Juli 1903 möglich, sich auf den Paragraphen 54 Notstandsgesetz zu berufen. Doch damit dieser gültig war: „müßten die Leiden der Schwangeren [...] das gewöhnliche Maß der Schmerzen bei der Schwangerschaft und der Geburt übersteigen."[12] Ein Gerichtsurteil vom 7. Mai 1926 erklärte des Weiteren, dass eine Frau ihre Schwangerschaft und gewünschte Abtreibung zu verantworten habe, da sie mit Ersterer rechnen müsse, wenn sie Geschlechtsverkehr mit dem Ehegatten habe.[13]

Wegen der Fülle an Meinungen, Argumenten und deren feinen Abstufungen wird die schlichte Einteilung der involvierten Gruppen in Reformbefürworter, die die Abschaffung oder mindestens Liberalisierung des Paragraphen 218 fordern, und Gegner, die die Erhaltung des Paragraphen 218 verlangen, der komplexen Sachlage eigentlich nicht gerecht. Dennoch werde ich diese Struktur der Einfachheit halber nutzen und die Argumentationen in Verbindung mit den Teilaspekten für Abortgründen und den Gruppierungen, die sie nutzen, aufzeigen.

Auf Seiten der Reformgegner sind die Institution der Kirche, die eng mit dieser verbundenen Zentrumspartei,[14] der konservative Deutsche Ärzte Vereinsbund (DÄVB) – zu einem großen Teil aus Gynäkologen bestehend und 1872 als erste Ärzteorganisation gegründet –[15] und einige andere rechten Parteien, wie die DNVP, die wiederum in enger Kooperation mit konservativen Frauenverbünden, wie etwa dem „Bund Deutscher Frauenvereine" stand,[16] zu nennen. Alle Gruppierungen, die in Kooperation mit der Kirche standen, hatten sich das Erhalten und Wiederaufleben lassen von christlichen Idealen zum Ziel gesetzt.[17] Daneben gab es aber natürlich auch Argumente anderer Natur für die Restriktion des Schwangerschaftsabbruches.

Eine der größten Sorgen der Befürworter des Paragraph 218 war der, mit der Abschaffung dieses Gesetzes für sie unausweichlich verbundene, Verfall der Moral. Das Abortverbot stellte für diejenigen, die die Moral nach christlichem Vorbild erhalten wollten, eine Gegebenheit dar, die benötigt wurde, um „Unzucht", also außerehelichen Geschlechtsverkehr, oder nicht der Fortpflanzung dienenden Beischlaf, zu verhindern. Viele Gynäkologen, sowie konservative Frauenverbände, bezichtigten Schwangere, die Hilfe für ein Abort ersuchten, des moralischen Verfalls.[18] Die, in den Leitsätze des 44. Deutschen Ärztetages – eine jährlich stattfindende

---

12 Putzke, Sabine, 2003, S.22-23
13 Putzke, Sabine, 2003, S.23-24
14 Putzke, Sabine, 2003, S.252
15 Putzke, Sabine, 2003, S.131
16 Putzke, Sabine, 2003, S.335
17 Usborne, Cornelie, Abortion in Weimar Germany, S.209-210
18 Usborne, Cornelie, Abortion in Weimar Germany, S.209; Putzke, Sabine, 2003, S.192

Mitgliederversammlung des DÄVB –[19] in Leipzig 1925 so bezeichnete, „Abtreibungssucht"[20], ufere bei einer Abschaffung des Paragraphen 218 nur aus und gehe mit einer Vermehrung von Geschlechtskrankheiten einher.[21] Konservative Frauenverbände fürchteten den Verlust der Ehre der Frau durch ebensolche, die Kontrolle über ihren Körper verlangten und ihre Sexualität ausleben wollten.[22] Sie sahen in den unzähligen Aborten eine Rebellion der Frau gegen ihre, so die christlich Überzeugten, natürliche Mutterrolle, die, laut Mitgliedern des „Reichsverband Deutscher Hausfrauen", die größte Ehre der Frau darstelle.[23] Das Ablehnen der Gesellschaftsrolle als Hausfrau und Mutter zöge die Zerstörung der traditionellen Familienstruktur mit sich.[24] Einige wenige illiberale Ärztinnen unterstellten Schwangeren, Aborte aus „Bequemlichkeit und Genusssucht"[25] zu veranlassen.

Die Mehrheit der Ärzte zählte sich zu Beginn der Weimarer Republik zu den Pronatalisten und verabscheuten deshalb Engelmacherinnen (In diesem Kontext: Euphemistischer Begriff für Abtreiberin, also eine Frau, die Schwangeren bei Aborten hilft.)[26], Scharlatane und Laienärzte, die Abort praktizierten und somit in einem, aus deren Sicht, moralisch verwerflichen Akt das kostbare Leben eines unschuldigen, ungeborenen Kindes vernichteten.[27] Argumentiert wurde seitens der Kirche und ihrer Anhänger mit moralisch unumstößlichen Maximen:[28] Die Kirche gab der befruchteter Eizelle eine Seele, wonach sie gemäß christlicher Lehre bereits einem vollwertigen Menschen entsprach.[29] Das fünfte Gebot: „Du sollst nicht töten!"[30], verbot also den Abort in jeglicher Hinsicht, auch bei medizinischer Indikation, wenn das Leben der Schwangeren auf dem Spiel steht.[31] Katholisch geprägte Ärztinnen begründeten dies mit der Tatsache, dass das Leben des Kindes vor Gott wertvoller sein könnte, als das der Mutter.[32]

Grotjahn, der SPD zugehörig, deren Linie aber nicht wirklich entsprechend, lehnte die medizinische Indikation, mit der Begründung ab, eine Frau sei während der Schwangerschaft nicht in der Lage klar zu urteilen und würde in ein Abort nur aus Unvernunft einwilligen.[33] Der DÄVB, in

---

19 Putzke, Sabine, 2003, S.331
20 Putzke, Sabine, 2003, S.386
21 Putzke, Sabine, 2003, S.385
22 Putzke, Sabine, 2003, S.193-195
23 Putzke, Sabine, 2003, S.190-191
24 Usborne, Cornelie, Abortion in Weimar Germany, S.200, 209
25 Schwörer-Jalkowski, Vierteljahresschrift des Bundes Deutscher Ärztinnen, 1. Jg., 1924/25, S.103 (103 f.), zitiert nach Putzke, Sabine, 2003, S.167
26 Luchtenberg, Sigrid, 1975, S.95
27 Usborne, Cornelie, Abortion in Weimar Germany, S.200, 202
28 Ockel, Edith, 2000, S.42-43
29 Putzke, Sabine, 2003, S.1, 15, 138
30 Exodus, Kapitel 20, zitiert nach Papst Pius, X.I., 1930, S.17
31 Papst Pius, X.I., 1930, S.17-18
32 Putzke, Sabine, 2003, S.166
33 Putzke, Sabine, 2003, S.232

ihren Mitgliedschaften 95% aller praktizierenden Ärzte, sowie auch den Großteil der Gynäkologen umfassend,[34] argumentierte anders. Diese Gruppierung war der größte, sowie älteste Ärzteverein zu seiner Zeit und zählte 1920 circa 30.000 Mitglieder. Seine Mitglieder setzten sich mit Petitionen, die im Reichstag eingereicht wurden, gegen die Liberalisierung des Paragraphen 218 ein und vertraten die Ansicht, nur medizinisch ausgebildete Ärzte und keine Laienärzte und Hebammen sollten einen Abort durchführen dürfen.[35] Der Stand der Gynäkologen befand in seiner Mehrheit Abortpraxis für zu gefährlich und lehnte ihn deswegen auch aus medizinischer Indikation heraus grundlegend ab.[36]

Die medizinische Indikation war in den Augen einiger konservativen Abortgegner noch der triftigste Anlass, einen Schwangerschaftsabbruch tatsächlich doch durchzuführen, jedoch stieß die sozio-ökonomische Indikation bei der großen Mehrheit auf völliges Unverständnis. Es wurde ausgeführt, dass Menschen früher unter größerer Armut auch Kinder bekommen und zu vernünftigen Erwachsenen großgezogen hätten.[37] Die Abschaffung des Paragraphen 218, so Grotjahn, würde nur zu einem Kampf der Ärzte mit den Laienärzten um Patientinnen führen und Erstere nötigen, auf Verlangen der Schwangeren hin, mehr Schwangerschaftsabbrüchen durchzuführen.[38] In den Leitsätzen des 44. Deutschen Ärztetages in Leipzig 1925 wird außerdem aufgeführt, dass Ärzte eine sozial-wirtschaftliche Indikation nicht beurteilen können, diese also nicht gültig sein kann.[39]

Für den Staat war damals ein gesunder und vor allem großer Volkskörper von elementarer Bedeutung. Eine geringe Bevölkerungszahl bedeutete nach dem zerstörerischen ersten Weltkrieg eine Gefahr für den schnellen Wiederaufbau Deutschlands.[40] Dadurch hatte die Regierung natürlich großes Interesse, den Paragraphen 218 beizubehalten, in der Hoffnung, unwillige Schwangere würden ihre Kinder doch auf die Welt bringen. Auch die Kirche forderte ihre Anhänger dazu auf, sich zu vermehren und die Kinder dem christlichen Glauben zu überführen.[41] Konservative Parteien und Ärzte unterstützen sich gegenseitig: die Regierung erhielt die Hegemonie der Ärzte aufrecht und verpflichtete diese damit die Abortzahlen zu kontrollieren und wenn möglich zu senken.[42] Für Gynäkologen, damals noch Staatsangestellte, und allgemein Ärzte war die Volksinfertilität und der Unwille Schwangerer, Kinder zu gebären, eine Krankheit die es zu bekämpfen galt.[43] Sie sahen sich

---

34 Usborne, Cornelie, Abortion in Weimar Germany, S.205; Putzke, Sabine, 2003, S.132
35 Usborne, Cornelie, Abortion in Weimar Germany, S.201, 204
36 Usborne, Cornelie, Abortion in Weimar Germany, S.206
37 Putzke, Sabine, 2003, S.192
38 Putzke, Sabine, 2003, S.232
39 Putzke, Sabine, 2003, S.386
40 Usborne, Cornelie, Abortion in Weimar Germany, S.203
41 Papst Pius, X.I., 1930, S.4–5, S.15-16
42 Usborne, Cornelie, Abortion in Weimar Germany, S.201
43 Usborne, Cornelie, Social body, racial body, woman's body, S.142, 144

als „Erhalter der Populationsstärke"[44], der Volkskörper hatte in dieser Hinsicht Vorrang vor dem einzelnen Patienten. Die Biologin Gertraud Haase-Bessell unterstützte das Denken in Kollektiven und äußerte sich dazu folgendermaßen: „Die Zeit des Individualismus geht unausweichlich zur Neige, wir müssen lernen, für Generationen zu denken. Für einen gesunden Staat sind gesunde Familien Existenzfrage."[45].

Die eugenische Indikation für den Abort lehnten, zu Anfang der Weimarer Republik, noch die große Mehrheit aller in die Debatte involvierten Gruppen ab. Der Wissenschaftsstand 1923 wurde von vielen Ärzten, wie auch Frauenverbänden, als noch nicht ausreichend genug untersucht erachtet, sowie die Eugenik als ein zu großer Eingriff in die Privatsphäre empfunden.[46] In den Leitsätze des 44. Deutschen Ärztetages in Leipzig von 1925 wird ebenfalls angemerkt, dass die Eugenik noch zu unerforscht ist.[47] Einige Mitglieder des Verbundes Sozialistischer Ärzte (VSÄ) argumentierten, dass psychisch oder physisch Behinderte nicht zwingend ebenfalls behinderte Kinder bekommen müssen und deshalb von der eugenischen Indikation abgesehen werden sollte.[48]

Ärztegruppierungen wie der VSÄ, BDÄ, liberale Frauenverbände, wie der Bund für Mutterschutz und Sexualreform, und Parteien, wie SPD und KPD – Zweitere betrachteten den Kampf gegen den Paragraphen 218 als Teil des Kampfes gegen den Kapitalismus,[49] kann man im Groben in die Kategorie der Reformbefürworter eingliedern. Natürlich finden sich ebenso wie auch bei den Gruppen der Reformgegner einige Ausreißer, oder unterschiedliche Nuancen in der Befürwortung der Reform.

Landläufige Meinung war, dass die Abschaffung oder Liberalisierung des Paragraphen 218 wenig Auswirkung auf die Abortzahlen haben werde und wenn doch, nur einen kurzweiligen und milden Anstieg der Abortrate verursache.[50] Den Gegnern des Abortverbots ließ eine Abtreibung nicht gleichgültig, dieser wurde vielmehr als notwendiges Übel für die Verbesserung der Zustände in Kauf genommen.[51] Eine wichtige Gegenmaßnahme, die wie der Paragraph 218 die Senkung der Abortzahlen zum Ziel hatte, war die vermehrte Einrichtung von Aufklärungs- und Beratungsstellen sowie die Verbreitung von Verhütungsmitteln.[52]

Während sich die Weimarer Republik entwickelte, erfuhr die Bewegung der Feministinnen

---

44 Usborne, Cornelie, Abortion in Weimar Germany, S.209
45 Putzke, Sabine, 2003, S.192
46 Usborne, Cornelie, Social body, racial body, woman's body, S.150; Putzke, Sabine, 2003, S.196
47 Putzke, Sabine, 2003, S.386
48 Putzke, Sabine, 2003, S.179
49 Putzke, Sabine, 2003, S.254
50 Usborne, Cornelie, Abortion in Weimar Germany, S.206
51 Putzke, Sabine, 2003, S.176, 253
52 Putzke, Sabine, 2003, S.186, 229

immer größeren Zulauf. Mit der neu gewonnenen Einstellung: „Mein Körper gehört mir!"[53] und dem damit verbundenen Eigensinn, stemmten sich immer mehr Frauen gegen die vorliegenden gesellschaftliche Normen auf.[54] Das Recht der Frau auf Selbstbestimmung, auch in der Frage der Reproduktion sei, so die links eingestellte Adele Schreiber 1920 in einer Rede im Reichstag, ein essentielles Menschenrecht.[55] Die KPD war der politische Hauptantrieb der Frauenbewegung und versuchte, ebenso wie die SPD, immer wieder das Abortverbot in Deutschland zu reformieren.[56] In einer Resolution des Bundes für Mutterschutz und Sexualreform führte Helene Stöcker aus, dass der Staat kein Recht habe, Frauen zu der Geburt von Kindern zu nötigen.[57] Dieser seit 1921 noch unter anderem Name existierende Bund, setzte sich dafür ein, dass Frauen in eigener Verantwortung bestimmen dürfen müssen, ob sie ein Kind auf die Welt bringen wollen; sie sollten nicht durch das Abortgesetz abhängig von Mann und Staat gemacht werden.[58] Das Ziel sei unter anderem das Erreichen der „Befreiung des Geschlechtslebens von einem unzeitgemäßen Zwang"[59] Der VSÄ entgegnete dem Vorwurf der moralischen Verrohung bei Abschaffung des Paragraphen 218 mit der Aussage, dass es durch Eigenverantwortung der Frauen eher zu mehr Sittsamkeit käme, als schon vorläge.[60] Anna-Margarete Stegmann, Dresdener Doktorin, Psychoanalytikerin & Sozialdemokratin äußerte sich dazu wie folgt: „At a time when women are called upon to decide even the most difficult problems in public life, it stands to reason that they should also have the right to decide if they have the physical or emotional strength to give birth to a child they happen to have conceived."[61] Die Mehrheit der Mitglieder des Bundes Deutscher Ärztinnen (BDÄ) – mit seinen circa 875 Mitgliedern im Jahre 1931 eher klein, im Vergleich zu den anderen Ärzteverbänden,[62] da er erst 1924 gegründet wurde–[63], welche in manchen Fällen auch der VSÄ angehörten,[64] setzten sich als Ärztinnen, einem Model für die emanzipierte Frau für mehr Frauenrechte ein.[65] Ärztinnen kennzeichneten sich, im Gegensatz zu den männlichen Kollegen, durch radikalere Vorschläge aus und wiesen als Verein auch größere Meinungsextrema auf.[66] Als Frauen waren sie näher an dem

---

53 Usborne, Cornelie, Social body, racial body, woman's body, S.157
54 Usborne, Cornelie, Social body, racial body, woman's body, S.158
55 Usborne, Cornelie, Social body, racial body, woman's body, S.157
56 Putzke, Sabine, 2003, S.253; Usborne, Cornelie, Abortion in Weimar Germany, S.203
57 Putzke, Sabine, 2003, S.204
58 Putzke, Sabine, 2003, S.201
59 Deutscher Bund für Mutterschutz, Die Neue Generation, 1922, S. 34-36, zitiert nach Putzke, Sabine, 2003, S.202
60 Putzke, Sabine, 2003, S.177-178
61 Usborne, Cornelie, Abortion in Weimar Germany, S.216; U. B. Heidelberg, N. L. Radbruch, Heid.Hs.3716, II D44, 'Wie stehen Sie zum Paragraphen 218?' (n.d.), Stegmann's reply.
62 Usborne, Cornelie, Abortion in Weimar Germany, S.204
63 Usborne, Cornelie, Abortion in Weimar Germany, S.212
64 Putzke, Sabine, 2003, S.161-162
65 Usborne, Cornelie, Abortion in Weimar Germany, S.211-212
66 Usborne, Cornelie, Abortion in Weimar Germany, S.212-213

Abortproblem: 1/3 der Ärztinnen hatte selber Kinder.[67] Sie waren der Meinung, dass: „sie berechtigter sind Abort zu beurteilen als Männer[,] die Gesundheit von Frauen immer Vorrang hat[,] pronatalistische Bedenken nicht relevant sind [und] Abort nicht ein Zeichen moralischer Korruption ist."[68] Sie wollten das Bild der Frau im Dasein als Gebärmaschinen ändern; allen sollte das Recht auf ein glückliches, gleichberechtigtes und selbstbestimmtes Leben auf Stufe der Männer, ohne Angst vor nicht gewollten Schwangerschaften zugesprochen werden.[69] Das Gesetz betraf vor allem verheiratete Frauen, die sich gesundheitlich und vermögensbedingt kein weiteres Kind mehr leisten können, und weniger junge alleinstehende Frauen, auf die es eigentlich abzielte.[70] Abort war also kein Zeichen für außerehelichen Geschlechtsverkehr: 82% der Frauen, die ihre Schwangerschaft abbrechen wollten, waren verheiratet; oftmals waren es auch die Ehemänner, die ihre Frauen zum Abort aufforderten.[71]

Die Statusfrage des Embryos beschäftigt auch heute noch unzählige Menschen. Für viele Reformbefürworter stand aber fest, dass das Wohlergehen der Mutter wichtiger sei als der des Embryos und dieser erst ab seiner Geburt den Status einer rechtsfähige Person einnehme.[72] Käte Frankenthal, Mitglied der SPD, vertrat die eher unpopuläre Meinung, dass das heranwachsende Kind im Bauch der Schwangeren ein Teil der Mutter sei, da dieser nicht ohne sie überleben könne, und somit kein eigenständiges Wesen darstelle.[73] Außerdem kritisierten Ärztinnen, dass Kirche und Staat, die damals den Tod unzähliger erwachsener Menschen im ersten Weltkrieg billigten, das Leben eines Ungeborenen über alle Maße schützen.[74]

Im Gegensatz zu den konservativen Gynäkologen, die die medizinische Indikation nicht für brauchbar befanden, da das Risiko für einen Tod der Schwangeren bei Abort viel zu hoch sei, vertraten dem VSÄ angehörige, Ärzte, dass eine richtig durchgeführte Abtreibung wenig gefährlich sei.[75] Die Beweggründe der Gynäkologen den Abort als so übermäßig gefährlich zu erachteten, waren folgende: Zum einen wollten sie Schwangere mit einer überzogenen Wahrscheinlichkeit des Todes bei einer Abtreibung von dieser abhalten. Die Gefahr war, wenn man den Angaben glauben kann, etwa drei Mal so hoch wie die Wahrscheinlichkeit, während einer Entbindung zu sterben, wurde aber von den Frauenärzten als sieben Mal höher eingestuft.[76] Außerdem wurden fast alle im

---

67 Usborne, Cornelie, Abortion in Weimar Germany, S.212
68 Usborne, Cornelie, Abortion in Weimar Germany, S.213
69 Usborne, Cornelie, Abortion in Weimar Germany, S.214; Putzke, Sabine, 2003, S.163
70 Usborne, Cornelie, Abortion in Weimar Germany, S.199-200, 211
71 Usborne, Cornelie, Abortion in Weimar Germany, S.215
72 Putzke, Sabine, 2003, S.203-204
73 Putzke, Sabine, 2003, S.241
74 Putzke, Sabine, 2003, S.163
75 Usborne, Cornelie, Abortion in Weimar Germany, S.211; Putzke, Sabine, 2003, S.176
76 Usborne, Cornelie, Abortion in Weimar Germany, S.207-208

19. Jahrhundert ausgebildet, als Abort tatsächlich noch hochgefährlich war und kaum gelehrt wurde.[77] So gesehen waren diese Ärzte ihrer Zeit hinterher: 1920 gab es bereits Anti- und Asepsis, verbesserte OP-Techniken, geeignetes Abortwerkzeug, wie beispielsweise Küretten,[78] und Anästhesie. Der Schwangerschaftsabbruch stellte also kein allzu großes Problem mehr dar. Es stand allerdings in großem Interesse der gesamten Ärzteschaft, die Abortpraktik ausschließlich Medizinern vorzubehalten, da sie, wenn jeder einen Schwangerschaftsabbruch durchführen dürfte, fürchten müssten, dass Frauen, die des Öfteren Verwalter für Gesundheit der Familie waren, bei verwehrtem Abort Laienärzte aufsuchen würden.[79] Des weiteren argumentierten liberale Ärzte, dass viele Geburten eine Frau entkräften und zusammen mit miserablen sozialen und wirtschaftlichen Umständen zum Tod mehrfacher Mütter führten.[80] Der VSÄ bestand auf die Ansicht, dass die medizinische Indikation immer zum Teil mit der sozialen gekoppelt sei, da vom Umfeld der Schwangeren abhängig sei, wie sich ihr Gesundheitszustand während der Schwangerschaft entwickle. Des weiteren sei die medizinische Indikation genauso subjektiv wie alle anderen Indikationen auch.[81]

Durch die Legalisierung der sozio-ökonomischen Indikation erhofften sich Befürworter, wie beispielsweise linke Parteien und der VSÄ, ein Erniedrigen des Klassenunterschiedes, da der Paragraph 218 diesen, dadurch, dass sich arme Proletariatsfrauen Abtreibungen nicht leisten könnten – diese kosteten bei approbierten Ärzten 200 bis 400 Mark, bei einem monatlichen Einkommen von 70 bis 100 Mark –[82], öfter deswegen angeklagt oder sterben würden, reichere Frauen hingegen das Geld hätten, um einen professionellen Arzt aufzusuchen und sich Verhütungsmittel zu beschaffen, verstärke.[83] Sie sind der Meinung, dass sich das Abortproblem durch Steigerung der soziale Hygiene lösen lasse.[84] Grotjahn unterstrich, dass der Staat den Frauen positive Anregung geben solle, um deren Kinderwunsch zu stärken, statt mit Restriktionen Druck aufzubauen.[85] Aufgrund der schrecklichen wirtschaftlichen Verhältnisse nach dem ersten Weltkrieg, die sich in zu wenigen Wohnungen und Arbeitsplätzen, zu niedrigen Löhnen und zu teuren Lebenserhaltungskosten manifestierten,[86] forderten sowohl SPD als auch KPD die Regierung auf, die staatliche Nährpflicht zu erfüllen, da er sonst keine mütterliche Gebärpflicht verlangen könne.[87]

---

77 Usborne, Cornelie, Abortion in Weimar Germany, S.205
78 Usborne, Cornelie, Abortion in Weimar Germany, S.206
79 Usborne, Cornelie, Abortion in Weimar Germany, S.202
80 Ockel, Edith, 2000, S.15
81 Putzke, Sabine, 2003, S.180
82 Putzke, Sabine, 2003, S.130
83 Usborne, Cornelie, Rebellious Girls and Pitiable Women, S.329; Usborne, Cornelie, Abortion in Weimar Germany, S.210; Putzke, Sabine, 2003, S.179, 255
84 Usborne, Cornelie, Social body, racial body, woman's body, S.143, 148
85 Putzke, Sabine, 2003, S.231
86 Putzke, Sabine, 2003, S.211
87 Usborne, Cornelie, Social body, racial body, woman's body, S.146; Usborne, Cornelie, Abortion in Weimar

Diese richteten zusammen mit dem Bund für Mutterschutz und Sexualreform Wohlfahrtsprogramme und Beratungszentren für Sexualität ein.[88] Der Verein Sozialistischer Ärzte, welcher 1924 gegründet wurde und 1931 etwa 1.500 Mitglieder zählte,[89] beherbergte viele verschiedene Ansichten zu dem Paragraphen 218. Die Große Mehrheit war jedoch für das Einwilligen in die sozio-ökonomische und medizinische Indikation,[90] da die Ärzte dieses Verbunds den Bürgern des Proletariats viel näher waren, als die meisten konservativen Ärzte, und somit deren Ängste und Sorgen besser verstanden.[91] Einige sozialistische Ärzte kamen sogar hinter Gitter, da sie Schwangeren aus Mitleid oder Überzeugung halfen.[92] Die lautstarke politische Aktivität des VSÄ war durch die Kooperation mit KPD und SPD geprägt.[93] Frauenverbände legten dar, dass die medizinisch-soziale Indikation unterstützt werden müsse, da „[w]as Pflichtverletzung ist gegenüber dem noch nicht zum Erdenleben erwachten Kinder, kann Pflichterfüllung gegen die schon vorhandenen Kinder sein."[94]. Diese Aussage indiziert, dass der Fokus der Umsorgung auch seitens des Staates mehr auf die schon vorhandenen Kinder gelegt werden sollte, da diese unter zu vielen Geschwister und damit verbundener Armut ebenfalls leiden müssen.[95]

Die dunkle Seite der Abtreibung mit dem Hintergrund der eugenischen Indikation, fand erst gegen Ende der Weimarer Republik, von vor allem Ärztinnen,[96] aber auch Ärzten und Regierung, sowie der Kirche Zuspruch. Auch der konservative Abtreibungsgegner Max Hirsch fand eugenische Gründe für Abtreibung gerechtfertigt.[97] Der VSÄ begründete die Befürwortung damit, dass soziale und eugenische Indikation eng miteinander zusammenhängen.[98] Manche Ärztinnen gingen so weit, auch Kinder, bei denen eine Behinderung nicht sicher war, vorsichtshalber abzutreiben, damit unter keinen Umständen beeinträchtigtes Leben das Licht der Welt erblickte.[99] Die 'Vernichtung lebensunwertem Lebens' sei nötig, um die sozialen und finanziellen Umstände zu verbessern, mit der Grundannahme, dass „Gemeinwohl vor Selbstwohl"[100] gehe. Etwas weniger extrem sprach sich Grotjahn für die Zulassung negativer Eugenik aus: Freiwilligen solle es möglich sein, sich

---

Germany, S.211; Putzke, Sabine, 2003, S.180
88 Usborne, Cornelie, Social body, racial body, woman's body, S.146
89 Usborne, Cornelie, Abortion in Weimar Germany, S.204, 210
90 Usborne, Cornelie, Abortion in Weimar Germany, S.210; Putzke, Sabine, 2003, S.174
91 Usborne, Cornelie, Abortion in Weimar Germany, S.210
92 Usborne, Cornelie, Abortion in Weimar Germany, S.211; Putzke, Sabine, 2003, S.178
93 Usborne, Cornelie, Abortion in Weimar Germany, S.210
94 von Zahn-Harnack, Anges, Die Frauenbewegung, S.96-97, zitiert nach Putzke, Sabine, 2003, S.196
95 Putzke, Sabine, 2003, S.204
96 Usborne, Cornelie, Abortion in Weimar Germany, S.216-217
97 Usborne, Cornelie, Social body, racial body, woman's body, S.149 -150
98 Usborne, Cornelie, Abortion in Weimar Germany, S.211
99 Usborne, Cornelie, Abortion in Weimar Germany, S.217
100 Usborne, Cornelie, Abortion in Weimar Germany, S.217

sterilisieren zu lassen, damit sie keine schwerkranken Kinder zeugen.[101]

Die kriminelle Indikation, die nach Vergewaltigungen gegeben war, stieß im Allgemeinen auf Konsens. Diese Forderung kam erstmals von Frauenverbänden im Jahre 1915, kurz nach Beginn des ersten Weltkrieges, fand aber zu diesem Zeitpunkt wenig Beachtung.[102] Die Mitglieder des BDÄ machten sich ebenfalls für die Möglichkeit der Abtreibung auf Basis krimineller Indikation stark.[103]

Der wohl wichtigste Punkt, der für die Reform des Paragraphen 218 sprach, war, dass das Abortverbot Frauen in keinster Weise davon abhielt, Abort zu praktizieren. Die Angst vor der Geburt und des damit verbundenen, sich mehrenden Elends ist größer, als die vor der harten Strafe durch das Abortverbot.[104] Arme Schwangere suchten des Öfteren die Hilfe von Engelmacherinnen auf, da diese günstig waren und die gleiche Sprache teilten. Sie vertrauten ihnen mehr, als approbierten Ärzten, da diese sie mit hoher Wahrscheinlichkeit abweisen würden. Cornelie Usborne behauptet, dass Kundinnen dieser Engelmacherinnen erstaunlich wenig passiert sei. Es gebe einige Todesfälle, diese seien aber längst nicht so frequent wie behauptet. Abtreiberinnen benutzten nicht Zyankali und unsaubere Instrumente, sondern injizierten lauwarmes Wasser oder Aluminiumlösung in den Uterus der Schwangeren. Das Schlechtmachen der Laienärzte diene nur dazu, von den unzähligen Frauen, die durch die Hände professioneller Ärzte während inadäquat durchgeführtem Abort gestorben sind, abzulenken.[105] Die landläufige Meinung ist aber die, dass das Aufsuchen von Laienärzten fast immer tödlich für die Schwangere endete.[106] Da diese aber die einzige Form der Unterstürzung in Sachen Schwangerschaftsabbruch für Proletariatsfrauen darstellte, wurde die illegale Abortunterstützung von der Gesellschaft geschützt, um staatliche Strafe zu verhindern.[107] Das Gesetz verfehlt also den Schutz wertvollen Lebens in zweierlei Hinsicht, denn oftmals überlebten die Schwangeren diese Eingriffe auch nicht.[108] Der VSÄ erläuterte, dass wenn 800.000 bis 1.000.000 Frauen jährlich Straftaten aufgrund dieses Paragraphen begingen, das Gesetz nicht alltagstauglich sei und geändert werden müsse,[109] da es nicht die Ursachen des Problems bekämpfe.[110]

---

101 Putzke, Sabine, 2003, S.231
102 Putzke, Sabine, 2003, S.200
103 Putzke, Sabine, 2003, S.164
104 Ockel, Edith, 2000, S.17
105 Usborne, Cornelie, Rebellious Girls and Pitiable Women, S.328–329; Usborne, Cornelie, Abortion in Weimar Germany, S.203, S.209
106 Ockel, Edith, 2000, S.12
107 Usborne, Cornelie, Social body, racial body, woman's body, S.155
108 Putzke, Sabine, 2003, S.176
109 Putzke, Sabine, 2003, S.177
110 Putzke, Sabine, 2003, S.217

Die Weimarer Republik versuchte die Reproduktionsthematik zu rationalisieren, um dem damals modernen Denken gerecht zu werden und die, nach dem verlorenen ersten Weltkrieg teilweise katastrophalen, wirtschaftlichen und sozialen Umständen zu normalisieren. Das Motto des Staates wandelte sich von „Kinder um jeden Preis", zu „weniger, aber besser versorgte Kinder"; der Pronatalismus wich dem Wohlfahrtsstaat.[111]

Die, ironischerweise hauptsächlich von Männern angeführte, Debatte verlief zum Teil so unprofessionell wie auch erbittert, da die Institution der Kirche und konservative Parteien samt Ärzten ihren Einfluss und ihre Dogmen angegriffen sahen. Viele Politiker benutzten während der Debatte eine hoch emotionalisierte Sprache und übertriebene Zahlen um zu polarisieren.[112] Der gleichen Taktik bedienten sich sowohl liberale als auch konservative Ärzte, die durch inakkurate Über-, oder Unterschätzungen der Dunkelziffern, wie falsche Einordnungen der Aborte nach Legalität, versuchten, ihre Argumente zu stärken. Die Schätzungen von Ärzten zu den Zahlen krimineller Aborte reichten von 6% bis 90% und zeigten dadurch die übermäßige Inakkuratesse der Zahlen.[113] Die Weltfremdheit der meisten Gynäkologen verwehrte es diesen zudem, die soziale Komponente des Abortproblems zu sehen, da sie und deren Ehefrauen praktisch keinen Kontakt zur Mittel- oder Unterschicht hatten und auch keine Probleme die eigenen Kinder zu ernähren.[114] Eine Neuerung der Argumentation in der Diskussion um den Schwangerschaftsabbruch um 1920, stellt die Verwendung eugenischer Gründe für den Abort dar.[115] Ausgerechnet diese Grundlage überzeugte auch manche Abtreibungsgegner, wie Kirche und konservative Ärzte, Abort in diesem Rahmen legal zu machen. Die Gruppe der Ärzte wurde im Verlauf der Debatte gespaltener,[116] da sie vom gemeinsamen Standpunkt der Pronatalisten abwichen. Neben der kompletten Abschaffung des Paragraphen, wurden auch Vorschläge für Strafmilderungen oder Fristregelungen, für die sich besonders der BDÄ einsetzte,[117] für den Abort gemacht.[118] Die Uneinigkeit in der SPD und gleichzeitige Schwächung durch die KPD, der die SPD nicht kraftvoll genug auftrat,[119] verhinderte schließlich eine Effektive Reform des Paragraphen 218.[120]

Die Aussagen der Autoren, der in diesem Essay verwendeten Literatur, überschneiden sich in vielen Punkten, wobei jedoch unterschiedliche Schwerpunkte gelegt wurden, die sich gut ergänzen. Einzig in der Wertung der Vorgehensweise der Engelmacherinnen scheiden sich die Geister. Von

---

111 Usborne, Cornelie, Social body, racial body, woman's body, S.140, 148-149
112 Usborne, Cornelie, Abortion in Weimar Germany, S.200
113 Usborne, Cornelie, Abortion in Weimar Germany, S.206–207, 210, 218; Putzke, Sabine, 2003, S.31
114 Usborne, Cornelie, Abortion in Weimar Germany, S.205
115 Usborne, Cornelie, Social body, racial body, woman's body, S.140, 149
116 Usborne, Cornelie, Abortion in Weimar Germany, S.202
117 Putzke, Sabine, 2003, S.162
118 Putzke, Sabine, 2003, S.239
119 Putzke, Sabine, 2003, S.334
120 Putzke, Sabine, 2003, S.228-229

vielen für gefährlich gehalten, stellt Cornelie Usborne sie in einem durchaus positiven Licht dar und vertritt damit eine eher ungewöhnliche Meinung.

Das vorläufige Ergebnis dieser Debatte, das aus dem Gesetzesentwurf von 1924/25 entstanden war,[121] war der letztlich liberalisierte Paragraph 218 vom 8. Juni 1926, welcher nunmehr folgendes Strafmaß vorsah: „(1) Eine Frau, die ihre Frucht im Mutterleib oder durch Abtreibung tötet oder die Tötung durch einen anderen zulässt, wird mit Gefängnis bestraft. (2) Ebenso wird ein anderer bestraft, der eine Frucht im Mutterleib oder durch Abtreibung tötet. (3) Der Versuch ist strafbar. (4) [1] Wer die im Abs. 2 bezeichnete Tat ohne Einwilligung der Schwangeren oder gewerbsmäßig begeht, wird mit Zuchthaus bestraft. [2] Ebenso wird bestraft, wer einer Schwangeren ein Mittel oder Werkzeug zur Abtreibung der Frucht gewerbsmäßig verschafft. [3] Sind mildernde Umstände vorhanden, so tritt Gefängnisstrafe nicht unter drei Monaten ein."[122]

Nüchtern gesehen hat sich nicht viel für Frauen geändert: Der Schwangerschaftsabbruch stand noch immer unter Strafe und wurde auch weiterhin gerichtlich verurteilt.[123] Doch nun drohte statt Zuchthaus nur eine kürzere Gefängnisstrafe und oftmals fiel das Strafmaß mit Geldstrafen oder kurzen Haftstrafen von einigen wenigen Tagen, vergleichsweise milde aus.[124]
Der Erfolg und das darin enthaltene kleine Wunder bestand vielmehr darin, in turbulenten Zeiten, wie sie die goldenen Zwanziger waren, tatsächlich eine gültige Änderung dieses Paragraphen durch das Engagement liberal denkender Reichstagsmitgliedern, Frauenverbänden und liberaler Ärzte zu erwirken.[125] Der Kampf um eine erneute Reform des Gesetzes wurde dahingegen von linksliberalen Verbänden und Parteien weitergeführt. Sie gaben sich nicht mit einem Resultat zufrieden, das den Schwangerschaftsabbruch nur auf streng medizinisch-induzierter Grundlage zuließ.[126] Nichtsdestotrotz lag nun eines der freizügigsten Abortgesetze weltweit vor.[127] 1931 markierte schließlich den Beginn einer Massenbewegung, die aufgrund der veröffentlichten „Casti Connubii" und der damals schrecklichen wirtschaftlichen Verhältnisse entstand, und in welcher gewöhnliche Bürger zu tausenden öffentlich lautstark gegen den Paragraphen 218 demonstrierten.[128]

Dieser Paragraph sollte sich jedoch bis zu der erneuten Änderung 1943 nur 9 Jahre halten,[129] bis das aufkommende Naziregime andere Verwendungszwecke für den Paragraphen 218 fand.[130]

---

121 Putzke, Sabine, 2003, S.2
122 Fuchs, Thomas, 2010, S.982
123 Putzke, Sabine, 2003, S.29-30
124 Usborne, Cornelie, Social body, racial body, woman's body, S.147; Usborne, Cornelie, Rebellious Girls and Pitiable Women, S.325
125 Usborne, Cornelie, Social body, racial body, woman's body, S.158
126 Usborne, Cornelie, Abortion in Weimar Germany, S.203, 219
127 Usborne, Cornelie, Social body, racial body, woman's body, S.147; Putzke, Sabine, 2003, S.176
128 Putzke, Sabine, 2003, S.207
129 Fuchs, Thomas, 2010, S.975-982
130 Usborne, Cornelie, Social body, racial body, woman's body, S.140, 150; Usborne, Cornelie, Abortion in Weimar Germany, S.219

Literaturverzeichnis

Papst Pius, X.I.: Enzyklika Casti connubii., Tyrolia, Innsbruck 1930. Hrg. v. Dr. Josef Spindelböck, elektronische Fassung, 2002

Fuchs, Thomas: Strafgesetzbuch für das Deutsche Reich vom 15. Mai 1871 - 2009 Historischsynoptische Edition. 1c., verbesserte Auflage lexetius.com, 2010.

Luchtenberg, Sigrid: Untersuchung zu Euphemismen in der deutschen Gegenwartssprache. Bonn 1975.

Ockel, Edith: Die unendliche Geschichte des Paragraphen 218: Erinnerungen und Erlebnisse. Edition Ost, Berlin 2000.

Putzke, Sabine: Die Strafbarkeit der Abtreibung in der Kaiserzeit und in der Weimarer Zeit - eine Analyse der Reformdiskussion und der Straftatbestände in den Reformentwürfen (1908-1931). BWV, Berliner Wiss.-Verlag, 2003.

Usborne, Cornelie: Abortion in Weimar Germany – the debate amongst the medical profession. In: Continuity and Change 5 (1990), pp 199-224

Usborne, Cornelie, 2005: Rebellious Girls and Pitiable Women: Abortion Narratives in Weimar Popular Culture. In: German History Vo. 23 No. 3, p. 321-338.

Usborne, Cornelie: Social body, racial body, woman's body. Discourses, Policies, Practices from Wilhelmine to Nazi Germany, 1912-1945. In: Historical Social Research 36 (2011), 2, pp. 140-161.

Google Scholar, https://scholar.google.de/citations?hl=de&user=sEtq0A0AAAAJ&view_op=list_-works&sortby=pubdate, 19.02.2016

Google Scholar, https://scholar.google.de/citations?hl=de&user=sEtq0A0AAAAJ&view_op=list-_works&sortby=pubdate, 19.02.2016

Queer History, http://queerhistory.de/unterricht/der-paragraf-218-in-der-deutschen-geschichte, 21.02.2016

BEI GRIN MACHT SICH IHR
WISSEN BEZAHLT

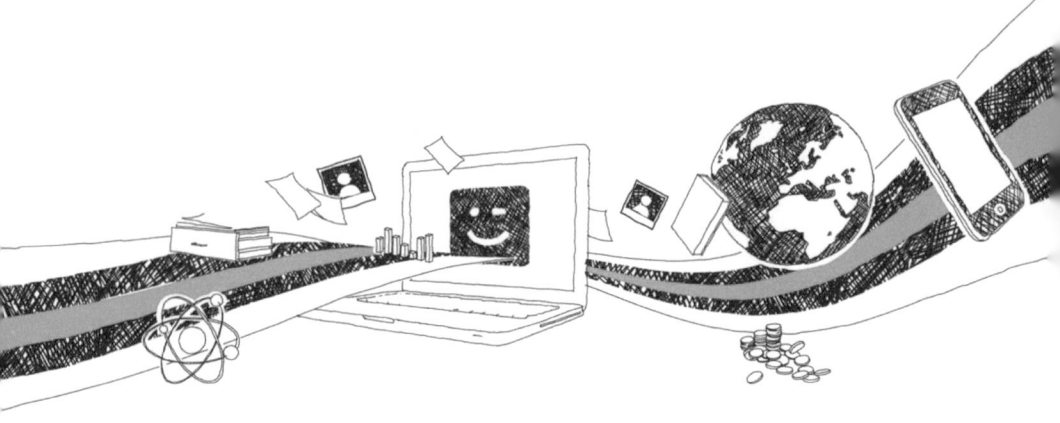

- Wir veröffentlichen Ihre Hausarbeit, Bachelor- und Masterarbeit

- Ihr eigenes eBook und Buch - weltweit in allen wichtigen Shops

- Verdienen Sie an jedem Verkauf

Jetzt bei www.GRIN.com hochladen und kostenlos publizieren

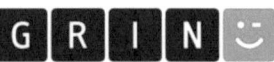